HEIßLUFTFRITTEUSE REZEPTBUCH

2021

GÜNSTIGE UND ERFOLGREICHE FLEISCH- UND GEMÜSEREZEPTE FÜR ANFÄNGER UND ERWEITERTE BENUTZER

JOHN WRIGHT

Inhaltsverzeichnis

Einführung

Suchen Sie immer nach einfacheren und moderneren Möglichkeiten, um die besten Mahlzeiten für Sie und alle Ihre Lieben zuzubereiten?
Suchen Sie ständig nach nützlichen Küchengeräten, mit denen Ihre Arbeit in der Küche mehr Spaß macht?
Nun, Sie müssen nicht mehr suchen! Wir präsentieren Ihnen heute das beste Küchengerät, das derzeit auf dem Markt erhältlich ist: die Luftfritteuse!

Luftfritteusen sind aus so vielen Gründen einfach die besten Küchengeräte.
Möchten Sie mehr über Luftfritteusen erfahren? Dann pass als nächstes auf!

Zunächst müssen Sie wissen, dass Luftfritteusen spezielle und revolutionäre Küchengeräte sind, die Ihre Speisen mit heißer Luft zirkulieren lassen. Diese Werkzeuge verwenden eine spezielle Technologie, die als Schnelllufttechnologie bezeichnet wird. Daher ist alles, was Sie in diesen Friteusen kochen, innen saftig und außen perfekt zubereitet.

Das nächste, was Sie über Luftfritteusen herausfinden müssen, ist, dass Sie so ziemlich alles kochen, backen, dämpfen und braten können, was Sie sich vorstellen können.

Zu guter Letzt sollten Sie wissen, dass Luftfritteusen Ihnen helfen, Ihre Mahlzeiten viel gesünder zuzubereiten.
So viele Menschen auf der ganzen Welt haben sich einfach in dieses großartige und erstaunliche Werkzeug verliebt, und jetzt sind Sie an der Reihe, einer von ihnen zu werden.

Also... kurz gesagt, wir empfehlen Ihnen, sofort eine Luftfritteuse zu kaufen und dieses Kochjournal so schnell wie möglich in die Hände zu bekommen!

Wir können Ihnen versichern, dass alle Mahlzeiten, die Sie in Ihrer Luftfritteuse kochen, so gut schmecken und dass jeder von nun an Ihre Kochkünste bewundern wird!

Also lasst uns anfangen!
Viel Spaß beim Kochen mit Ihrer tollen Luftfritteuse!

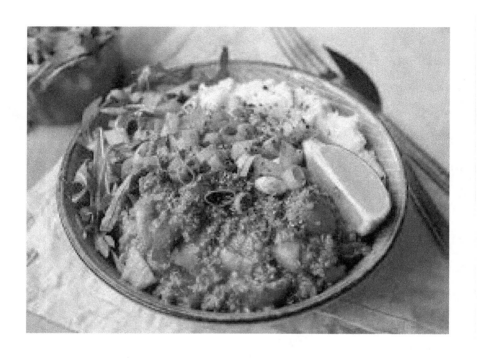

Lammbraten und Kartoffeln

Zubereitungszeit: 10 Minuten Garzeit: 45 Minuten Portionen: 6

Zutaten:

- 4 Pfund Lammbraten
- 1 Frühlingsrosmarin
- 3 gehackte Knoblauchzehen
- 6 Kartoffeln, halbiert
- ½ Tasse Lammfond
- 4 Lorbeerblätter
- Salz und schwarzer Pfeffer nach Geschmack

Richtungen:

1. Legen Sie die Kartoffeln in eine Schüssel, die zu Ihrer Luftfritteuse passt, fügen Sie Lamm, Knoblauch, Rosmarin, Salz, Pfeffer, Lorbeerblätter und Brühe hinzu, werfen Sie sie, geben Sie sie in Ihre Luftfritteuse und kochen Sie sie 45 Minuten lang bei 360 Grad Fahrenheit.

2. Lamm in Scheiben schneiden, auf Teller verteilen und mit Kartoffeln und Kochsäften servieren.

Genießen!

Ernährung: Kalorien 273, Fett 4, Ballaststoffe 12, Kohlenhydrate 25, Protein 29

Zitroniges Lammbein

Zubereitungszeit: 10 Minuten Garzeit: 1 Stunde Portionen: 6

Zutaten:

- 4 Pfund Lammkeule
- 2 Esslöffel Olivenöl
- 2 Federn Rosmarin, gehackt
- 2 Esslöffel Petersilie, gehackt
- 2 Esslöffel Oregano, gehackt
- Salz und schwarzer Pfeffer nach Geschmack
- 1 Esslöffel Zitronenschale, gerieben
- 3 gehackte Knoblauchzehen
- 2 Esslöffel Zitronensaft
- 2 Pfund Babykartoffeln
- 1 Tasse Rinderbrühe

Richtungen:

1. Machen Sie kleine Schnitte über das ganze Lamm, setzen Sie Rosmarinquellen ein und würzen Sie mit Salz und Pfeffer.

2. Mischen Sie in einer Schüssel 1 Esslöffel Öl mit Oregano, Petersilie, Knoblauch, Zitronensaft und Rinde, rühren Sie das Lammfleisch um und reiben Sie es mit dieser Mischung ein.

3. Erhitzen Sie eine Pfanne, die zu Ihrer Luftfritteuse passt, mit dem Rest des Öls bei mittlerer Hitze, fügen Sie Kartoffeln hinzu, rühren Sie um und kochen Sie sie 3 Minuten lang.

4. Fügen Sie Lammfleisch und Brühe hinzu, rühren Sie um, geben Sie es in Ihre Luftfritteuse und kochen Sie es 1 Stunde lang bei 360 Grad Fahrenheit.

5. Alles auf Teller verteilen und servieren.

Genießen!

Ernährung: Kalorien 264, Fett 4, Ballaststoffe 12, Kohlenhydrate 27, Protein 32

Fleisch-Curry

Zubereitungszeit: 10 Minuten Garzeit: 45 Minuten Portionen: 4

Zutaten:

- 2 Pfund Rindersteak, gewürfelt
- 2 Esslöffel Olivenöl
- 3 Kartoffeln, gewürfelt
- 1 Esslöffel Weinsenf
- 2 und ½ Esslöffel Currypulver
- 2 gelbe Zwiebeln, gehackt
- 2 gehackte Knoblauchzehen
- 10 Unzen Kokosmilch in Dosen
- 2 Esslöffel Tomatensauce
- Salz und schwarzer Pfeffer nach Geschmack

Richtungen:

1. Erhitzen Sie eine Pfanne, die zu Ihrer Luftfritteuse passt, mit dem Öl bei mittlerer Hitze, fügen Sie Zwiebeln und Knoblauch hinzu, rühren Sie um und kochen Sie sie 4 Minuten lang.
2. Kartoffeln und Senf hinzufügen, umrühren und 1 Minute kochen lassen.
3. Fügen Sie Rindfleisch, Currypulver, Salz, Pfeffer, Kokosmilch und Tomatensauce hinzu, rühren Sie um, geben Sie es in Ihre Luftfritteuse und kochen Sie es 40 Minuten lang bei 360 Grad Fahrenheit.
4. In Schalen teilen und servieren.

Genießen!

Ernährung: Kalorien 432, Fett 16, Ballaststoffe 4, Kohlenhydrate 20, Protein 27

Rinderbraten und Weinsauce

Zubereitungszeit: 10 Minuten Garzeit: 45 Minuten Portionen: 6

Zutaten:

- 3 Pfund Rinderbraten
- Salz und schwarzer Pfeffer nach Geschmack
- 17 Unzen Rinderbrühe
- 3 Unzen Rotwein
- ½ Teelöffel Hühnersalz
- ½ Teelöffel geräucherter Paprika
- 1 gelbe Zwiebel, gehackt
- 4 gehackte Knoblauchzehen
- 3 Karotten, gehackt
- 5 Kartoffeln, gehackt

Richtungen:

1. In einer Schüssel Salz, Pfeffer, Hühnersalz und Paprika mischen, umrühren, Rindfleisch mit dieser Mischung einreiben und in eine große Pfanne geben, die zu Ihrer Luftfritteuse passt.

2. Fügen Sie Zwiebel, Knoblauch, Brühe, Wein, Kartoffeln und Karotten hinzu, geben Sie sie in Ihre Luftfritteuse und kochen Sie sie 45 Minuten lang bei 360 Grad Fahrenheit.

3. Alles auf Teller verteilen und servieren.

Genießen!

Ernährung: Kalorien 304, Fett 20, Ballaststoffe 7, Kohlenhydrate 20, Protein 32

Rindfleisch-Kohl-Mix

Zubereitungszeit: 10 Minuten Garzeit: 40 Minuten Portionen: 6

Zutaten:

- 2 und ½ Pfund Rinderbrust
- 1 Tasse Rinderbrühe
- 2 Lorbeerblätter
- 3 gehackte Knoblauchzehen
- 4 Karotten, gehackt
- 1 Kohlkopf, in mittlere Keile geschnitten
- Salz und schwarzer Pfeffer nach Geschmack
- 3 Rüben in Viertel schneiden

Richtungen:

1. Legen Sie das Rinderbruststück und die Brühe in eine große Pfanne, die zu Ihrer Luftfritteuse passt, würzen Sie das Rindfleisch mit Salz und Pfeffer, fügen Sie Knoblauch und Lorbeerblätter, Karotten, Kohl, Kartoffeln und Rüben hinzu, werfen Sie es, geben Sie es in Ihre Luftfritteuse und kochen Sie es bei 360 ° F und 40 Minuten kochen lassen.
2. Auf Teller verteilen und servieren.

Genießen!

Ernährung: Kalorien 353, Fett 16, Ballaststoffe 7, Kohlenhydrate 20, Protein 24

Lammkeulen und Karotten

Zubereitungszeit: 10 Minuten Garzeit: 45 Minuten Portionen: 4

Zutaten:

- 4 Lammkeulen
- 2 Esslöffel Olivenöl
- 1 gelbe Zwiebel, fein gehackt
- 6 Karotten, grob gehackt
- 2 gehackte Knoblauchzehen
- 2 Esslöffel Tomatenmark
- 1 Teelöffel Oregano, getrocknet
- 1 Tomate, grob gehackt
- 2 Esslöffel Wasser
- 4 Unzen Rotwein
- Salz und schwarzer Pfeffer nach Geschmack

Richtungen:

1. Würzen Sie Lammfleisch mit Salz und Pfeffer, reiben Sie es mit Öl ein, legen Sie es in Ihre Luftfritteuse und kochen Sie es 10 Minuten lang bei 360 Grad Fahrenheit.

2. Mischen Sie in einer Pfanne, die zu Ihrer Luftfritteuse passt, Zwiebeln mit Karotten, Knoblauch, Tomatenmark, Tomaten, Oregano, Wein und Wasser und werfen Sie sie.

3. Fügen Sie Lamm hinzu, werfen Sie, werfen Sie in Ihre Luftfritteuse und kochen Sie bei 370 Grad F für 35 Minuten.

4. Alles auf Teller verteilen und servieren.

Genießen!

Ernährung: Kalorien 432, Fett 17, Ballaststoffe 8, Kohlenhydrate 17, Protein 43

Leckere Lammrippen

Zubereitungszeit: 15 Minuten Garzeit: 40 Minuten Portionen: 8

Zutaten:

- 8 Lammrippen
- 4 gehackte Knoblauchzehen
- 2 Karotten, gehackt
- 2 Tassen Gemüsebrühe
- 1 Esslöffel Rosmarin, gehackt
- 2 Esslöffel natives Olivenöl extra
- Salz und schwarzer Pfeffer nach Geschmack
- 3 Esslöffel Weißmehl

Richtungen:

1. Würzen Sie die Lammrippen mit Salz und Pfeffer, reiben Sie sie mit Öl und Knoblauch ein, legen Sie sie in eine vorgeheizte Luftfritteuse und kochen Sie sie 10 Minuten lang bei 360 Grad Fahrenheit.

2. In einer hitzebeständigen Schüssel, die zu Ihrer Fritteuse passt, Brühe mit Mehl mischen und gut verquirlen.

3. Fügen Sie Rosmarin, Karotten und Lammrippen hinzu, legen Sie sie in Ihre Luftfritteuse und kochen Sie sie 30 Minuten lang bei 350 Grad Fahrenheit.

4. Die Lammmischung auf Teller verteilen und heiß servieren.

Genießen!

Ernährung: Kalorien 302, Fett 7, Ballaststoffe 2, Kohlenhydrate 22, Protein 27

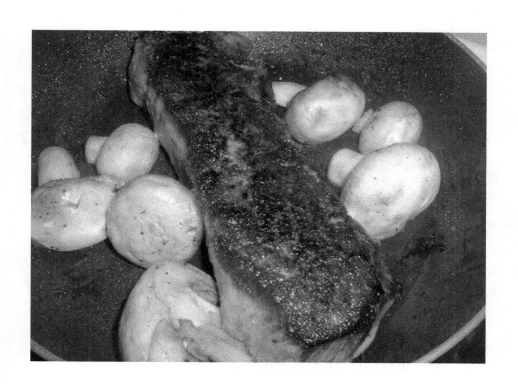

Orientalisches luftgebratenes Lamm

Zubereitungszeit: 10 Minuten Garzeit: 42 Minuten Portionen: 8

Zutaten:

- 2 und ½ Pfund Lammschulter, gehackt
- 3 Esslöffel Honig
- 3 Unzen Mandeln, geschält und gehackt
- 9 Unzen prall, entkernt
- 8 Unzen Gemüsebrühe
- 2 gelbe Zwiebeln, gehackt
- 2 gehackte Knoblauchzehen
- Salz und schwarzer Pfeffer nach Geschmack
- 1 Teelöffel Kreuzkümmelpulver
- 1 Teelöffel Kurkumapulver
- 1 Teelöffel Ingwerpulver
- 1 Teelöffel Zimtpulver
- 3 Esslöffel Olivenöl

Richtungen:

1. Mischen Sie in einer Schüssel Zimtpulver mit Ingwer, Kreuzkümmel, Kurkuma, Knoblauch, Olivenöl und Lammfleisch, werfen Sie es zum Überziehen, legen Sie es in Ihre vorgeheizte Luftfritteuse und kochen Sie es 8 Minuten lang bei 350 Grad Fahrenheit.

2. Übertragen Sie Fleisch in ein Gericht, das zu Ihrer Luftfritteuse passt, fügen Sie Zwiebeln, Brühe, Honig und Pflaumen hinzu, rühren Sie um, geben Sie es in Ihre Luftfritteuse und kochen Sie es 35 Minuten lang bei 350 Grad Fahrenheit.

3. Alles auf Teller verteilen und mit darüber gestreuten Mandeln servieren.

Genießen!

Ernährung: Kalorien 432, Fett 23, Ballaststoffe 6, Kohlenhydrate 30, Protein 20

Kurze Rippchen und Spezialsauce

Zubereitungszeit: 10 Minuten Garzeit: 36 Minuten Portionen: 4

Zutaten:

- 2 grüne Zwiebeln, gehackt
- 1 Teelöffel Pflanzenöl
- 3 gehackte Knoblauchzehen
- 3 Ingwerscheiben
- 4 Pfund kurze Rippen
- ½ Tasse Wasser
- ½ Tasse Sojasauce
- ¼ Tasse Reiswein
- ¼ Tasse Birnensaft
- 2 Teelöffel Sesamöl

Richtungen:

1. Erhitzen Sie eine Pfanne, die zu Ihrer Luftfritteuse passt, mit dem Öl bei mittlerer Hitze, fügen Sie Frühlingszwiebeln, Ingwer und Knoblauch hinzu, rühren Sie um und kochen Sie sie 1 Minute lang.
2. Fügen Sie Rippen, Wasser, Wein, Sojasauce, Sesamöl und Birnensaft hinzu, rühren Sie um, geben Sie sie in Ihre Luftfritteuse und kochen Sie sie 35 Minuten lang bei 350 Grad Fahrenheit.
3. Rippen und Sauce auf Teller verteilen und servieren.

Genießen!

Ernährung: Kalorien 321, Fett 12, Ballaststoffe 4, Kohlenhydrate 20, Protein 14

Kurze Rippchen und Biersauce

Zubereitungszeit: 15 Minuten Garzeit: 45 Minuten Portionen: 6

Zutaten:

- 4 Pfund kurze Rippen, in kleine Stücke geschnitten
- 1 gelbe Zwiebel, gehackt
- Salz und schwarzer Pfeffer nach Geschmack
- ¼ Tasse Tomatenmark
- 1 Tasse dunkles Bier
- 1 Tasse Hühnerbrühe
- 1 Lorbeerblatt
- 6 Thymianquellen, gehackt
- 1 Portobello-Pilz, getrocknet

Richtungen:

1. Erhitzen Sie eine Pfanne, die zu Ihrer Luftfritteuse passt, bei mittlerer Hitze, fügen Sie Tomatenmark, Zwiebel, Brühe, Bier, Pilz, Lorbeerblätter und Thymian hinzu und bringen Sie sie zum Kochen.

2. Fügen Sie Rippen hinzu, geben Sie sie in Ihre Luftfritteuse und kochen Sie sie 40 Minuten lang bei 350 Grad Fahrenheit.

3. Alles auf Teller verteilen und servieren.

Genießen!

Ernährung: Kalorien 300, Fett 7, Ballaststoffe 8, Kohlenhydrate 18, Protein 23

Gebratener Schweinebauch und Apfelsauce

Zubereitungszeit: 10 Minuten Garzeit: 40 Minuten Portionen: 6

Zutaten:

- 2 Esslöffel Zucker
- 1 Esslöffel Zitronensaft
- 1 Liter Wasser
- 17 Unzen Äpfel, entkernt und in Keile geschnitten
- 2 Pfund Schweinebauch, erzielte
- Salz und schwarzer Pfeffer nach Geschmack
- Ein Spritzer Olivenöl

Richtungen:

1. Mischen Sie in Ihrem Mixer Wasser mit Äpfeln, Zitronensaft und Zucker, pulsieren Sie gut, geben Sie es in eine Schüssel, fügen Sie Fleisch hinzu, werfen Sie es gut, lassen Sie es abtropfen, stellen Sie es in Ihre Luftfritteuse und kochen Sie es 40 Minuten lang bei 400 Grad Fahrenheit.
2. Die Sauce in einen Topf geben, bei mittlerer Hitze erhitzen und 15 Minuten köcheln lassen.
3. Schweinebauch in Scheiben schneiden, auf Teller verteilen, die Sauce darüber träufeln und servieren.

Genießen!

Ernährung: Kalorien 456, Fett 34, Ballaststoffe 4, Kohlenhydrate 10, Protein 25

Gefüllte Schweinesteaks

Zubereitungszeit: 10 Minuten Garzeit: 20 Minuten Portionen: 4

Zutaten:

- Schale aus 2 Limetten, gerieben
- Schale von 1 Orange, gerieben
- Saft aus 1 Orange
- Saft aus 2 Limetten
- 4 Teelöffel Knoblauch, gehackt
- ¾ Tasse Olivenöl
- 1 Tasse Koriander, gehackt
- 1 Tasse Minze, gehackt
- 1 Teelöffel Oregano, getrocknet
- Salz und schwarzer Pfeffer nach Geschmack
- 2 Teelöffel Kreuzkümmel, gemahlen
- 4 Schweinelendensteaks
- 2 Gurken, gehackt
- 4 Schinkenscheiben
- 6 Schweizer Käsescheiben
- 2 Esslöffel Senf

Richtungen:

1. Mischen Sie in Ihrer Küchenmaschine Limettenschale und Saft mit Orangenschale und Saft, Knoblauch, Öl, Koriander, Minze, Oregano, Kreuzkümmel, Salz und Pfeffer und mischen Sie alles gut.
2. Steaks mit Salz und Pfeffer würzen, in eine Schüssel geben, Marinade hinzufügen und zum Überziehen werfen.
3. Legen Sie Steaks auf eine Arbeitsfläche, teilen Sie Gurken, Käse, Senf und Schinken darauf, rollen Sie sie und sichern Sie sie mit Zahnstochern.
4. Geben Sie gefüllte Schweinesteaks in Ihre Luftfritteuse und kochen Sie sie 20 Minuten lang bei 340 Grad Fahrenheit.
5. Auf Teller verteilen und mit einem Beilagensalat servieren.

Genießen!

Ernährung: Kalorien 270, Fett 7, Faser 2, Kohlenhydrate 13, Protein 20

Schweinekoteletts und Pilze mischen

Zubereitungszeit: 10 Minuten Garzeit: 40 Minuten Portionen: 3

Zutaten:

- 8 Unzen Pilze, in Scheiben geschnitten
- 1 Teelöffel Knoblauchpulver
- 1 gelbe Zwiebel, gehackt
- 1 Tasse Mayonnaise
- 3 Schweinekoteletts ohne Knochen
- 1 Teelöffel Muskatnuss
- 1 Esslöffel Balsamico-Essig
- ½ Tasse Olivenöl

Richtungen:

1. Erhitzen Sie eine Pfanne, die zu Ihrer Luftfritteuse passt, mit dem Öl bei mittlerer Hitze, fügen Sie Pilze und Zwiebeln hinzu, rühren Sie um und kochen Sie sie 4 Minuten lang.

2. Fügen Sie Schweinekoteletts, Muskatnuss und Knoblauchpulver hinzu und bräunen Sie sie auf beiden Seiten an.

3. Stellen Sie Ihre Luftfritteuse in eine Pfanne bei 30 ° C und kochen Sie sie 30 Minuten lang.

4. Essig und Mayo hinzufügen, umrühren, alles auf Teller verteilen und servieren.

Genießen!

Ernährung: Kalorien 600, Fett 10, Ballaststoffe 1, Kohlenhydrate 8, Protein 30

Mit Rindfleisch gefüllter Kürbis

Zubereitungszeit: 10 Minuten Garzeit: 40 Minuten Portionen: 2

Zutaten:

- 1 Spaghettikürbis, gestochen
- 1 Pfund Rindfleisch, gemahlen
- Salz und schwarzer Pfeffer nach Geschmack
- 3 gehackte Knoblauchzehen
- 1 gelbe Zwiebel, gehackt
- 1 Portobello-Pilz, in Scheiben geschnitten
- 28 Unzen Tomatenkonserven, gehackt
- 1 Teelöffel Oregano, getrocknet
- ¼ Teelöffel Cayennepfeffer
- ½ Teelöffel Thymian, getrocknet
- 1 grüne Paprika, gehackt

Richtungen:

1. Geben Sie Spaghettikürbis in Ihre Luftfritteuse, kochen Sie ihn 20 Minuten lang bei 350 Grad Fahrenheit, geben Sie ihn auf ein Schneidebrett, schneiden Sie ihn in Hälften und werfen Sie die Samen weg.

2. Eine Pfanne bei mittlerer Hitze erhitzen, Fleisch, Knoblauch, Zwiebel und Pilz hinzufügen, umrühren und kochen, bis das Fleisch braun wird.

3. Salz, Pfeffer, Thymian, Oregano, Cayennepfeffer, Tomaten und grünen Pfeffer hinzufügen, umrühren und 10 Minuten kochen lassen.

4. Füllen Sie den Kürbis mit dieser Rindfleischmischung, geben Sie ihn in die Friteuse und kochen Sie ihn 10 Minuten lang bei 360 Grad Fahrenheit.

5. Auf Teller verteilen und servieren.

Genießen!

Ernährung: Kalorien 260, Fett 7, Ballaststoffe 2, Kohlenhydrate 14, Protein 10

Griechischer Rindfleisch-Fleischbällchen-Salat

Zubereitungszeit: 10 Minuten Garzeit: 10 Minuten Portionen: 6

Zutaten:

- ¼ Tasse Milch
- 17 Unzen Rindfleisch, gemahlen
- 1 gelbe Zwiebel, gerieben
- 5 Brotscheiben, gewürfelt
- 1 Ei, geschlagen
- ¼ Tasse Petersilie, gehackt
- Salz und schwarzer Pfeffer nach Geschmack
- 2 gehackte Knoblauchzehen
- ¼ Tasse Minze, gehackt
- 2 und ½ Teelöffel Oregano, getrocknet
- 1 Esslöffel Olivenöl
- Kochspray
- 7 Unzen Kirschtomaten, halbiert
- 1 Tasse Babyspinat
- 1 und ½ Esslöffel Zitronensaft
- 7 Unzen griechischer Joghurt

Richtungen:

1. Zerrissenes Brot in eine Schüssel geben, Milch hinzufügen, einige Minuten einweichen, ausdrücken und in eine andere Schüssel geben.

2. Fügen Sie Rindfleisch, Ei, Salz, Pfeffer, Oregano, Minze, Petersilie, Knoblauch und Zwiebel hinzu, rühren Sie um und formen Sie mittelgroße Fleischbällchen aus dieser Mischung.

3. Sprühen Sie sie mit Kochspray ein, legen Sie sie in Ihre Luftfritteuse und kochen Sie sie 10 Minuten lang bei 37 ° C.

4. In einer Salatschüssel Spinat mit Gurke und Tomate mischen.

5. Fügen Sie Fleischbällchen, das Öl, etwas Salz, Pfeffer, Zitronensaft und Joghurt hinzu, werfen Sie und servieren Sie.

Genießen!

Ernährung: Kalorien 200, Fett 4, Ballaststoffe 8, Kohlenhydrate 13, Protein 27

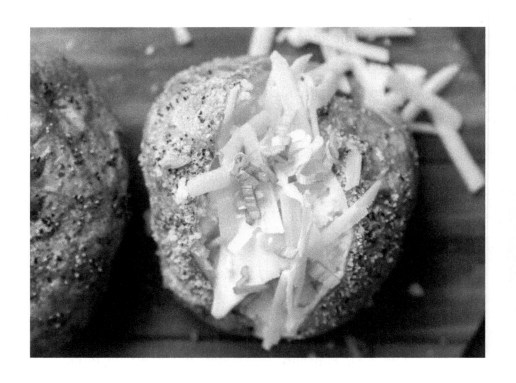

Rindfleischpastetchen und Pilzsauce

Zubereitungszeit: 10 Minuten Garzeit: 25 Minuten Portionen: 6

Zutaten:

- 2 Pfund Rindfleisch, gemahlen
- Salz und schwarzer Pfeffer nach Geschmack
- ½ Teelöffel Knoblauchpulver
- 1 Esslöffel Sojasauce
- ¼ Tasse Rinderbrühe
- ¾ Tasse Mehl
- 1 Esslöffel Petersilie, gehackt
- 1 Esslöffel Zwiebelflocken

Für die Soße:

- 1 Tasse gelbe Zwiebel, gehackt
- 2 Tassen Pilze, in Scheiben geschnitten
- 2 Esslöffel Speckfett
- 2 Esslöffel Butter
- ½ Teelöffel Sojasauce
- ¼ Tasse saure Sahne
- ½ Tasse Rinderbrühe
- Salz und schwarzer Pfeffer nach Geschmack

Richtungen:

1. Mischen Sie in einer Schüssel Rindfleisch mit Salz, Pfeffer, Knoblauchpulver, 1 Esslöffel Sojasauce, ¼ Tasse Rinderbrühe, Mehl, Petersilie und Zwiebelflocken, rühren Sie gut um, formen Sie 6 Pastetchen, legen Sie sie in Ihre Luftfritteuse und kochen Sie bei 350 Grad F. für 14 Minuten.

2. In der Zwischenzeit eine Pfanne mit Butter und Speck bei mittlerer Hitze erhitzen, Pilze hinzufügen, umrühren und 4 Minuten kochen lassen.

3. Zwiebeln hinzufügen, umrühren und weitere 4 Minuten kochen lassen.

4. ½ Teelöffel Sojasauce, Sauerrahm und ½ Tasse Brühe hinzufügen, gut umrühren, zum Kochen bringen und Hitze abnehmen.

5. Rindfleischpastetchen auf Teller verteilen und mit Pilzsauce darüber servieren.

Genießen!

Ernährung: Kalorien 435, Fett 23, Ballaststoffe 4, Kohlenhydrate 6, Protein 32

Rindfleischauflauf

Zubereitungszeit: 30 Minuten Garzeit: 35 Minuten Portionen: 12

Zutaten:

- 1 Esslöffel Olivenöl
- 2 Pfund Rindfleisch, gemahlen
- 2 Tassen Auberginen, gehackt
- Salz und schwarzer Pfeffer nach Geschmack
- 2 Teelöffel Senf
- 2 Teelöffel glutenfreie Worcestershire-Sauce
- 28 Unzen Tomatenkonserven, gehackt
- 2 Tassen Mozzarella, gerieben
- 16 Unzen Tomatensauce
- 2 Esslöffel Petersilie, gehackt
- 1 Teelöffel Oregano, getrocknet

Richtungen:

1. In einer Schüssel Auberginen mit Salz, Pfeffer und Öl mischen und zum Überziehen werfen.
2. In einer anderen Schüssel Rindfleisch mit Salz, Pfeffer, Senf und Worcestershire-Sauce mischen, gut umrühren und auf dem Boden einer Pfanne verteilen, die zu Ihrer Luftfritteuse passt.
3. Fügen Sie Auberginenmischung, Tomaten, Tomatensauce, Petersilie, Oregano hinzu und streuen Sie Mozzarella am Ende.
4. Stellen Sie es in Ihre Luftfritteuse und kochen Sie es 35 Minuten lang bei 360 Grad Fahrenheit
5. Auf Teller verteilen und heiß servieren.

Genießen!

Ernährung: Kalorien 200, Fett 12, Ballaststoffe 2, Kohlenhydrate 16, Protein 15

Lamm-Spinat-Mix

Zubereitungszeit: 10 Minuten Garzeit: 35 Minuten Portionen: 6

Zutaten:

- 2 Esslöffel Ingwer, gerieben
- 2 gehackte Knoblauchzehen
- 2 Teelöffel Kardamom, gemahlen
- 1 rote Zwiebel, gehackt
- 1 Pfund Lammfleisch, gewürfelt
- 2 Teelöffel Kreuzkümmelpulver
- 1 Teelöffel Garam Masala
- ½ Teelöffel Chilipulver
- 1 Teelöffel Kurkuma
- 2 Teelöffel Koriander, gemahlen
- 1 Pfund Spinat
- 14 Unzen Tomatenkonserven, gehackt

Richtungen:

1. In einer hitzebeständigen Schale, die zu Ihrer Luftfritteuse passt, Lammfleisch mit Spinat, Tomaten, Ingwer, Knoblauch, Zwiebeln, Kardamom, Nelken, Kreuzkümmel, Garam Masala, Chili, Kurkuma und Koriander mischen, umrühren, in die vorgeheizte Luftfritteuse geben und bei 360 ° C kochen Grad F für 35 Minuten

2. In Schalen teilen und servieren.

Genießen!

Ernährung: Kalorien 160, Fett 6, Faser 3, Kohlenhydrate 17, Protein 20

Lamm-Zitronen-Sauce

Zubereitungszeit: 10 Minuten Garzeit: 30 Minuten Portionen: 4

Zutaten:

- 2 Lammkeulen
- Salz und schwarzer Pfeffer nach Geschmack
- 2 gehackte Knoblauchzehen
- 4 Esslöffel Olivenöl
- Saft aus ½ Zitrone
- Schale von ½ Zitrone
- ½ Teelöffel Oregano, getrocknet

Richtungen:

1. Würzen Sie Lammfleisch mit Salz, Pfeffer, reiben Sie es mit Knoblauch ein, legen Sie es in Ihre Luftfritteuse und kochen Sie es 30 Minuten lang bei 350 Grad Fahrenheit.

2. In einer Schüssel Zitronensaft mit Zitronenschale, etwas Salz und Pfeffer, Olivenöl und Oregano mischen und gut verquirlen.

3. Lammfleisch zerkleinern, Knochen wegwerfen, auf Teller verteilen, das Zitronendressing darüber träufeln und servieren.

Genießen!

Ernährung: Kalorien 260, Fett 7, Faser 3, Kohlenhydrate 15, Protein 12

Lamm und grünes Pesto

Zubereitungszeit: 1 Stunde Garzeit: 45 Minuten Portionen: 4

Zutaten:

- 1 Tasse Petersilie
- 1 Tasse Minze
- 1 kleine gelbe Zwiebel, grob gehackt
- 1/3 Tasse Pistazien, gehackt
- 1 Teelöffel Zitronenschale, gerieben
- 5 Esslöffel Olivenöl
- Salz und schwarzer Pfeffer nach Geschmack
- 2 Pfund Lammriblets
- ½ Zwiebel, gehackt
- 5 Knoblauchzehen, gehackt
- Saft aus 1 Orange

Richtungen:

1. Mischen Sie in Ihrer Küchenmaschine Petersilie mit Minze, Zwiebel, Pistazien, Zitronenschale, Salz, Pfeffer und Öl und mischen Sie sehr gut.

2. Lammfleisch mit dieser Mischung einreiben, in eine Schüssel geben, abdecken und 1 Stunde im Kühlschrank stehen lassen.

3. Übertragen Sie Lammfleisch in eine Auflaufform, die zu Ihrer Luftfritteuse passt, fügen Sie auch Knoblauch hinzu, beträufeln Sie Orangensaft und kochen Sie in Ihrer Luftfritteuse 45 Minuten lang bei 300 Grad Fahrenheit.

4. Lammfleisch auf Teller verteilen und servieren.

Genießen!

Ernährung: Kalorien 200, Fett 4, Ballaststoffe 6, Kohlenhydrate 15, Protein 7

Lammkarree und Fenchel Mix

Zubereitungszeit: 10 Minuten Garzeit: 16 Minuten Portionen: 4

Zutaten:

- 12 Unzen Lammrücken
- 2 Fenchelknollen, in Scheiben geschnitten
- Salz und schwarzer Pfeffer nach Geschmack
- 2 Esslöffel Olivenöl
- 4 Feigen, halbiert
- 1/8 Tasse Apfelessig
- 1 Esslöffel brauner Zucker

Richtungen:

1. In einer Schüssel Fenchel mit Feigen, Essig, Zucker und Öl mischen, gut überziehen, in eine Auflaufform geben, die zu Ihrer Luftfritteuse passt, in die Luftfritteuse geben und 6 Minuten bei 350 ° F kochen.

2. Das Lammfleisch mit Salz und Pfeffer würzen, mit der Fenchelmischung in die Auflaufform geben und weitere 10 Minuten an der Luft braten.

3. Alles auf Teller verteilen und servieren.

Genießen!

Ernährung: Kalorien 240, Fett 9, Ballaststoffe 3, Kohlenhydrate 15, Protein 12

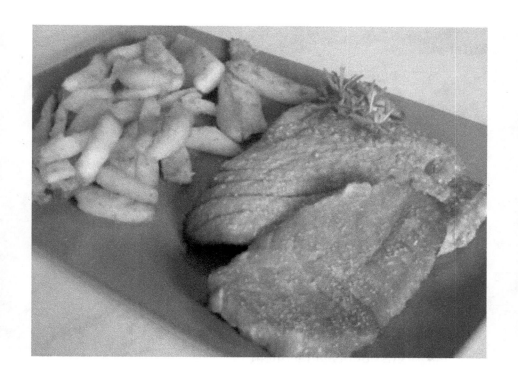

Burgunder Beef Mix

Zubereitungszeit: 10 Minuten Garzeit: 1 Stunde Portionen: 7

Zutaten:

- 2 Pfund Rinderfutterbraten, gewürfelt
- 15 Unzen Tomatenkonserven, gehackt
- 4 Karotten, gehackt
- Salz und schwarzer Pfeffer nach Geschmack
- ½ Pfund Pilze, in Scheiben geschnitten
- 2 Sellerierippen, gehackt
- 2 gelbe Zwiebeln, gehackt
- 1 Tasse Rinderbrühe
- 1 Esslöffel Thymian, gehackt
- ½ Teelöffel Senfpulver
- 3 Esslöffel Mandelmehl
- 1 Tasse Wasser

Richtungen:

1. Erhitzen Sie einen hitzebeständigen Topf, der zu Ihrer Luftfritteuse passt, bei mittlerer Hitze, fügen Sie Rindfleisch hinzu, rühren Sie es um und bräunen Sie es einige Minuten lang an.

2. Fügen Sie Tomaten, Pilze, Zwiebeln, Karotten, Sellerie, Salz, Pfeffersenf, Brühe und Thymian hinzu und rühren Sie um.

3. In einer Schüssel Wasser mit Mehl mischen, gut umrühren, in den Topf geben, werfen, in die Luftfritteuse geben und 1 Stunde bei 300 Grad Celsius kochen.

4. In Schalen teilen und servieren.

Genießen!

Ernährung: Kalorien 275, Fett 13, Ballaststoffe 4, Kohlenhydrate 17, Protein 28

Mexikanische Rindfleischmischung

Zubereitungszeit: 10 Minuten Garzeit: 1 Stunde und 10 Minuten Portionen: 8

Zutaten:

- 2 gelbe Zwiebeln, gehackt
- 2 Esslöffel Olivenöl
- 2 Pfund Rinderbraten, gewürfelt
- 2 grüne Paprika, gehackt
- 1 Habaneropfeffer, gehackt
- 4 Jalapenos, gehackt
- 14 Unzen Tomatenkonserven, gehackt
- 2 Esslöffel Koriander, gehackt
- 6 gehackte Knoblauchzehen
- ½ Tasse Wasser
- Salz und schwarzer Pfeffer nach Geschmack
- 1 und ½ Teelöffel Kreuzkümmel, gemahlen
- ½ Tasse schwarze Oliven, entkernt und gehackt
- 1 Teelöffel Oregano, getrocknet

Richtungen:

1. Kombinieren Sie in einer Pfanne, die zu Ihrer Luftfritteuse passt, Rindfleisch mit Öl, grünem Paprika, Zwiebeln, Jalapenos, Habaneropfeffer, Tomaten, Knoblauch, Wasser, Koriander, Oregano, Kreuzkümmel, Salz und Pfeffer, rühren Sie um, geben Sie Ihre Luftfritteuse hinein und kochen Sie bei 300 Grad F für 1 Stunde und 10 Minuten.
2. Oliven hinzufügen, umrühren, in Schalen teilen und servieren.

Genießen!

Ernährung: Kalorien 305, Fett 14, Ballaststoffe 4, Kohlenhydrate 18, Protein 25

Cremige Schinken-Blumenkohl-Mischung

Zubereitungszeit: 10 Minuten Garzeit: 4 Stunden Portionen: 6

Zutaten:

- 8 Unzen Cheddar-Käse, gerieben
- 4 Tassen Schinken, gewürfelt
- 14 Unzen Hühnerbrühe
- ½ Teelöffel Knoblauchpulver
- ½ Teelöffel Zwiebelpulver
- Salz und schwarzer Pfeffer nach Geschmack
- 4 gehackte Knoblauchzehen
- ¼ Tasse Sahne
- 16 Unzen Blumenkohlröschen

Richtungen:

1. In einem Topf, der zu Ihrer Luftfritteuse passt, Schinken mit Brühe, Käse, Blumenkohl, Knoblauchpulver, Zwiebelpulver, Salz, Pfeffer, Knoblauch und Sahne mischen, umrühren, in die Luftfritteuse geben und 1 Stunde bei 300 ° F kochen.
2. In Schalen teilen und servieren.

Genießen!

Ernährung: Kalorien 320, Fett 20, Ballaststoffe 3, Kohlenhydrate 16, Protein 23

Luft gebratene Wurst und Pilze

Zubereitungszeit: 10 Minuten Garzeit: 40 Minuten Portionen: 6

Zutaten:

- 3 rote Paprika, gehackt
- 2 Pfund Schweinswurst, in Scheiben geschnitten
- Salz und schwarzer Pfeffer nach Geschmack
- 2 Pfund Portobello-Pilze, in Scheiben geschnitten
- 2 süße Zwiebeln, gehackt
- 1 Esslöffel brauner Zucker
- 1 Teelöffel Olivenöl

Richtungen:

1. Mischen Sie in einer Auflaufform, die zu Ihrer Luftfritteuse passt, Wurstscheiben mit Öl, Salz, Pfeffer, Paprika, Pilzen, Zwiebeln und Zucker, werfen Sie sie in Ihre Luftfritteuse und kochen Sie sie 40 Minuten lang bei 300 Grad Fahrenheit.

2. Auf Teller verteilen und sofort servieren.

Genießen!

Ernährung: Kalorien 130, Fett 12, Faser 1, Kohlenhydrate 13, Protein 18

Wurst und Grünkohl

Zubereitungszeit: 10 Minuten Garzeit: 20 Minuten Portionen: 4

Zutaten:

- 1 Tasse gelbe Zwiebel, gehackt
- 1 und ½ Pfund italienische Schweinswurst, in Scheiben geschnitten
- ½ Tasse rote Paprika, gehackt
- Salz und schwarzer Pfeffer nach Geschmack
- 5 Pfund Grünkohl, gehackt
- 1 Teelöffel Knoblauch, gehackt
- ¼ Tasse glühender Chili, gehackt
- 1 Tasse Wasser

Richtungen:

1. Mischen Sie in einer Pfanne, die zu Ihrer Luftfritteuse passt, Wurst mit Zwiebeln, Paprika, Salz, Pfeffer, Grünkohl, Knoblauch, Wasser und Chili-Pfeffer, werfen Sie sie hinein, geben Sie sie in die vorgeheizte Luftfritteuse und kochen Sie sie 20 Minuten lang bei 300 ° F.

2. Alles auf Teller verteilen und servieren.

Genießen!

Ernährung: Kalorien 150, Fett 4, Faser 1, Kohlenhydrate 12, Protein 14

Lendensteaks und Pico De Gallo

Zubereitungszeit: 10 Minuten Garzeit: 10 Minuten Portionen: 4

Zutaten:

- 2 Esslöffel Chilipulver
- 4 mittelgroße Lendensteaks
- 1 Teelöffel Kreuzkümmel, gemahlen
- ½ Esslöffel süßer Paprika
- 1 Teelöffel Zwiebelpulver
- 1 Teelöffel Knoblauchpulver
- Salz und schwarzer Pfeffer nach Geschmack

Für den Pico de Gallo:

- 1 kleine rote Zwiebel, gehackt
- 2 Tomaten, gehackt
- 2 gehackte Knoblauchzehen
- 2 Esslöffel Limettensaft
- 1 kleine grüne Paprika, gehackt
- 1 Jalapeno, gehackt
- ¼ Tasse Koriander, gehackt
- ¼ Teelöffel Kreuzkümmel, gemahlen

Richtungen:

1. In einer Schüssel Chilipulver mit einer Prise Salz, schwarzem Pfeffer, Zwiebelpulver, Knoblauchpulver, Paprika und 1 Teelöffel Kreuzkümmel mischen, gut umrühren, Steaks mit dieser Mischung würzen, in die Luftfritteuse geben und bei 360 Grad Celsius kochen 10 Minuten.

2. In einer Schüssel rote Zwiebeln mit Tomaten, Knoblauch, Limettensaft, Paprika, Jalapeno, Koriander, schwarzem Pfeffer nach Geschmack und ¼ Teelöffel Kreuzkümmel mischen und verrühren.

3. Top Steaks mit dieser Mischung und sofort servieren

Genießen!

Ernährung: Kalorien 200, Fett 12, Ballaststoffe 4, Kohlenhydrate 15, Protein 18

Steaks mit Kaffeegeschmack

Zubereitungszeit: 10 Minuten Garzeit: 15 Minuten Portionen: 4

Zutaten:

- 1 und ½ Esslöffel Kaffee, gemahlen
- 4 Rib-Eye-Steaks
- ½ Esslöffel süßer Paprika
- 2 Esslöffel Chilipulver
- 2 Teelöffel Knoblauchpulver
- 2 Teelöffel Zwiebelpulver
- ¼ Teelöffel Ingwer, gemahlen
- ¼ Teelöffel, Koriander, gemahlen
- Eine Prise Cayennepfeffer
- Schwarzer Pfeffer nach Geschmack

Richtungen:

1. Mischen Sie in einer Schüssel Kaffee mit Paprika, Chilipulver, Knoblauchpulver, Zwiebelpulver, Ingwer, Koriander, Cayennepfeffer und schwarzem Pfeffer, rühren Sie um, reiben Sie die Steaks mit dieser Mischung ein, geben Sie sie in eine vorgeheizte Luftfritteuse und kochen Sie sie 15 Minuten lang bei 360 ° F.

2. Steaks auf Teller verteilen und mit einem Beilagensalat servieren.

Genießen!

Ernährung: Kalorien 160, Fett 10, Ballaststoffe 8, Kohlenhydrate 14, Protein 12

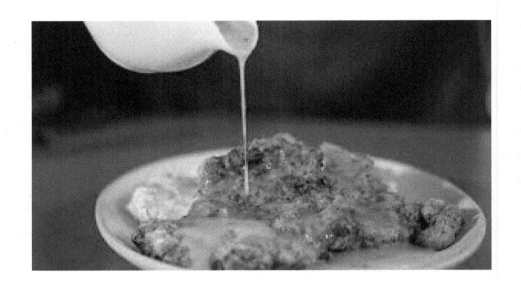

Filet Mignon und Pilzsauce

Zubereitungszeit: 10 Minuten Garzeit: 25 Minuten Portionen: 4

Zutaten:

- 12 Pilze, in Scheiben geschnitten
- 1 Schalotte, gehackt
- 4 Filet Mignons
- 2 gehackte Knoblauchzehen
- 2 Esslöffel Olivenöl
- ¼ Tasse Dijon-Senf
- ¼ Tasse Wein
- 1 und ¼ Tasse Kokoscreme
- 2 Esslöffel Petersilie, gehackt
- Salz und schwarzer Pfeffer nach Geschmack

Richtungen:

1. Eine Pfanne mit dem Öl bei mittlerer Hitze erhitzen, Knoblauch und Schalotten hinzufügen, umrühren und 3 Minuten kochen lassen.

2. Pilze hinzufügen, umrühren und weitere 4 Minuten kochen lassen.

3. Wein hinzufügen, umrühren und kochen, bis er verdunstet ist.

4. Fügen Sie dem Geschmack Kokoscreme, Senf, Petersilie, eine Prise Salz und schwarzen Pfeffer hinzu, rühren Sie um, kochen Sie weitere 6 Minuten und nehmen Sie die Hitze ab.

5. Würzen Sie die Filets mit Salz und Pfeffer, legen Sie sie in Ihre Luftfritteuse und kochen Sie sie 10 Minuten lang bei 30 ° C.

6. Filets auf Teller verteilen und mit der Pilzsauce darüber servieren.

Genießen!

Ernährung: Kalorien 340, Fett 12, Faser 1, Kohlenhydrate 14, Protein 23

Rindfleisch Kabobs

Zubereitungszeit: 10 Minuten Garzeit: 10 Minuten Portionen: 4

Zutaten:

- 2 rote Paprika, gehackt
- 2 Pfund Lendensteak, in mittlere Stücke geschnitten
- 1 rote Zwiebel, gehackt
- 1 Zucchini, in Scheiben geschnitten
- Saft aus 1 Limette
- 2 Esslöffel Chilipulver
- 2 Esslöffel scharfe Sauce
- ½ Esslöffel Kreuzkümmel, gemahlen
- ¼ Tasse Olivenöl
- ¼ Tasse Salsa
- Salz und schwarzer Pfeffer nach Geschmack

Richtungen:

1. In einer Schüssel Salsa mit Limettensaft, Öl, scharfer Sauce, Chilipulver, Kreuzkümmel, Salz und schwarzem Pfeffer mischen und gut verquirlen.

2. Teilen Sie Fleisch-Paprika, Zucchini und Zwiebeln auf Spieße, bürsten Sie die Kabobs mit der zuvor hergestellten Salsa-Mischung, geben Sie sie in Ihre vorgeheizte Luftfritteuse und kochen Sie sie 10 Minuten lang bei 370 ° F, indem Sie die Kabobs zur Hälfte umdrehen.

3. Auf Teller verteilen und mit einem Beilagensalat servieren.

Genießen!

Ernährung: Kalorien 170, Fett 5, Ballaststoffe 2, Kohlenhydrate 13, Protein 16

Mediterrane Steaks und Jakobsmuscheln

Zubereitungszeit: 10 Minuten Garzeit: 14 Minuten Portionen: 2

Zutaten:

- 10 Jakobsmuscheln
- 2 Rindersteaks
- 4 gehackte Knoblauchzehen
- 1 Schalotte, gehackt
- 2 Esslöffel Zitronensaft
- 2 Esslöffel Petersilie, gehackt
- 2 Esslöffel Basilikum, gehackt
- 1 Teelöffel Zitronenschale
- ¼ Tasse Butter
- ¼ Tasse Gemüsebrühe
- Salz und schwarzer Pfeffer nach Geschmack

Richtungen:

1. Würzen Sie Steaks mit Salz und Pfeffer, legen Sie sie in Ihre Luftfritteuse, kochen Sie sie 10 Minuten lang bei 360 ° F und geben Sie sie in eine Pfanne, die zur Fritteuse passt.

2. Fügen Sie Schalotte, Knoblauch, Butter, Brühe, Basilikum, Zitronensaft, Petersilie, Zitronenschale und Jakobsmuscheln hinzu, werfen Sie alles vorsichtig um und kochen Sie weitere 4 Minuten bei 360 Grad Fahrenheit.

3. Steaks und Jakobsmuscheln auf Teller verteilen und servieren.

Genießen!

Ernährung: Kalorien 150, Fett 2, Ballaststoffe 2, Kohlenhydrate 14, Protein 17

Rindfleischmedaillons mischen

Zubereitungszeit: 2 Stunden Garzeit: 10 Minuten Portionen: 4

Zutaten:

- 2 Teelöffel Chilipulver
- 1 Tasse Tomaten, zerkleinert
- 4 Rindfleischmedaillons
- 2 Teelöffel Zwiebelpulver
- 2 Esslöffel Sojasauce
- Salz und schwarzer Pfeffer nach Geschmack
- 1 Esslöffel Paprika
- 2 Esslöffel Limettensaft

Richtungen:

1. In einer Schüssel Tomaten mit Paprika, Sojasauce, Chilipulver, Zwiebelpulver, einer Prise Salz, schwarzem Pfeffer und Limettensaft mischen und gut verquirlen.

2. Rindermedaillons in eine Schüssel geben, mit Sauce übergießen, werfen und 2 Stunden beiseite stellen.

3. Verwerfen Sie die Tomatenmarinade, geben Sie Rindfleisch in Ihre vorgeheizte Luftfritteuse und kochen Sie es 10 Minuten lang bei 360 Grad Fahrenheit.

4. Steaks auf Teller verteilen und mit einem Beilagensalat servieren.

Genießen!

Ernährung: Kalorien 230, Fett 4, Faser 1, Kohlenhydrate 13, Protein 14

Balsamico-Rindfleisch

Zubereitungszeit: 10 Minuten Garzeit: 1 Stunde Portionen: 6

Zutaten:

- 1 mittlerer Rinderbraten
- 1 Esslöffel Worcestershire-Sauce
- ½ Tasse Balsamico-Essig
- 1 Tasse Rinderbrühe
- 1 Esslöffel Honig
- 1 Esslöffel Sojasauce
- 4 gehackte Knoblauchzehen

Richtungen:

1. In einer hitzebeständigen Schale, die zu Ihrer Luftfritteuse passt, Braten mit Braten mit Worcestershire-Sauce, Essig, Brühe, Honig, Sojasauce und Knoblauch mischen, gut umrühren, in die Luftfritteuse geben und 1 Stunde bei 37 ° C kochen.
2. Braten in Scheiben schneiden, auf Teller verteilen, die Sauce darüber träufeln und servieren.

Genießen!

Ernährung: Kalorien 311, Fett 7, Ballaststoffe 12, Kohlenhydrate 20, Protein 16

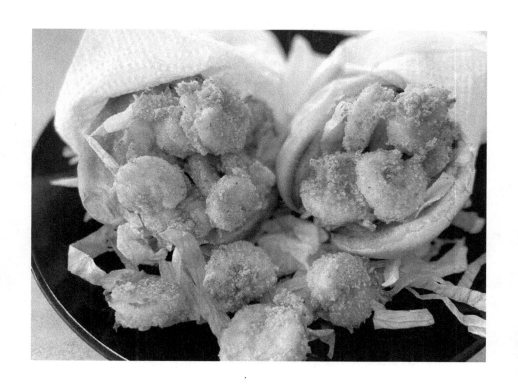

Schweinekoteletts und geröstete Paprika

Zubereitungszeit: 10 Minuten Garzeit: 16 Minuten Portionen: 4

Zutaten:

- 3 Esslöffel Olivenöl
- 3 Esslöffel Zitronensaft
- 1 Esslöffel geräucherter Paprika
- 2 Esslöffel Thymian, gehackt
- 3 gehackte Knoblauchzehen
- 4 Schweinekoteletts mit Knochen
- Salta und schwarzer Pfeffer nach Geschmack
- 2 geröstete Paprika, gehackt

Richtungen:

1. In einer Pfanne, die zu Ihrer Luftfritteuse passt, Schweinekoteletts mit Öl, Zitronensaft, geräuchertem Paprika, Thymian, Knoblauch, Paprika, Salz und Pfeffer mischen, gut umrühren, in die Luftfritteuse geben und 16 Minuten bei 400 ° F kochen.
2. Schweinekoteletts und Paprika auf Tellern mischen und sofort servieren.

Genießen!

Ernährung: Kalorien 321, Fett 6, Ballaststoffe 8, Kohlenhydrate 14, Protein 17

Schweinekoteletts und grüne Bohnen

Zubereitungszeit: 10 Minuten Garzeit: 15 Minuten Portionen: 4

Zutaten:

- 4 Schweinekoteletts mit Knochen
- 2 Esslöffel Olivenöl
- 1 Esslöffel Salbei, gehackt
- Salz und schwarzer Pfeffer nach Geschmack
- 16 Unzen grüne Bohnen
- 3 gehackte Knoblauchzehen
- 2 Esslöffel Petersilie, gehackt

Richtungen:

1. Mischen Sie in einer Pfanne, die zu Ihrer Luftfritteuse passt, Schweinekoteletts mit Olivenöl, Salbei, Salz, Pfeffer, grünen Bohnen, Knoblauch und Petersilie, werfen Sie sie hinein, geben Sie sie in Ihre Luftfritteuse und kochen Sie sie 15 Minuten lang bei 360 Grad Fahrenheit.

2. Alles auf Teller verteilen und servieren.

Genießen!

Ernährung: Kalorien 261, Fett 7, Ballaststoffe 9, Kohlenhydrate 14, Protein 20

Schweinekoteletts und Salbeisauce

Zubereitungszeit: 10 Minuten Garzeit: 15 Minuten Portionen: 2

Zutaten:

- 2 Schweinekoteletts
- Salz und schwarzer Pfeffer nach Geschmack
- 1 Esslöffel Olivenöl
- 2 Esslöffel Butter
- 1 Schalotte, in Scheiben geschnitten
- 1 Handvoll Salbei, gehackt
- 1 Teelöffel Zitronensaft

Richtungen:

1. Würzen Sie Schweinekoteletts mit Salz und Pfeffer, reiben Sie sie mit dem Öl ein, legen Sie sie in Ihre Luftfritteuse und kochen Sie sie 10 Minuten lang bei 370 Grad Fahrenheit.

2. In der Zwischenzeit eine Pfanne mit der Butter bei mittlerer Hitze erhitzen, Schalotten hinzufügen, umrühren und 2 Minuten kochen lassen.

3. Salbei und Zitronensaft hinzufügen, gut umrühren, noch einige Minuten kochen und Hitze abnehmen.

4. Schweinekoteletts auf Teller verteilen, Salbei-Sauce darüber träufeln und servieren.

Genießen!

Ernährung: Kalorien 265, Fett 6, Ballaststoffe 8, Kohlenhydrate 19, Protein 12

Leckerer Schinken und Gemüse

Zubereitungszeit: 10 Minuten Garzeit: 16 Minuten Portionen: 8

Zutaten:

- 2 Esslöffel Olivenöl
- 4 Tassen Schinken, gehackt
- 2 Esslöffel Mehl
- 3 Tassen Hühnerbrühe
- 5 Unzen Zwiebel, gehackt
- 16 Unzen Collard Greens, gehackt
- 14 Unzen konservierte schwarzäugige Erbsen, abgetropft
- ½ Teelöffel roter Pfeffer, zerkleinert

Richtungen:

1. Das Öl in eine Pfanne geben, die zu Ihrer Luftfritteuse passt, Schinken, Brühe und Mehl hinzufügen und verquirlen.
2. Fügen Sie auch Zwiebeln, schwarzäugige Erbsen, roten Pfeffer und Kohlgemüse hinzu, geben Sie sie in Ihre Luftfritteuse und kochen Sie sie 16 Minuten lang bei 390 Grad Fahrenheit.
3. Alles auf Teller verteilen und servieren.

Genießen!

Ernährung: Kalorien 322, Fett 6, Ballaststoffe 8, Kohlenhydrate 12, Protein 5

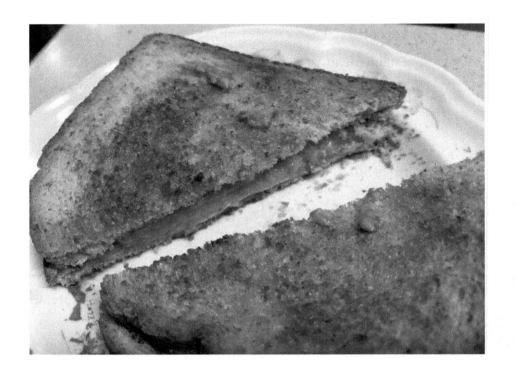

Schinken und Gemüse Air Fried Mix

Zubereitungszeit: 10 Minuten Garzeit: 20 Minuten Portionen: 6

Zutaten:

- ¼ Tasse Butter
- ¼ Tasse Mehl
- 3 Tassen Milch
- ½ Teelöffel Thymian, getrocknet
- 2 Tassen Schinken, gehackt
- 6 Unzen Erbsen
- 4 Unzen Pilze, halbiert
- 1 Tasse Babykarotten

Richtungen:

1. Erhitzen Sie eine große Pfanne, die zu Ihrer Luftfritteuse passt, mit der Butter bei mittlerer Hitze, schmelzen Sie sie, fügen Sie Mehl hinzu und verquirlen Sie sie gut.

2. Fügen Sie Milch hinzu und wieder gut und nehmen Sie Hitze ab.

3. Fügen Sie Thymian, Schinken, Erbsen, Pilze und Babykarotten hinzu, werfen Sie, legen Sie in Ihre Luftfritteuse und kochen Sie bei 360 Grad F für 20 Minuten.

4. Alles auf Teller verteilen und servieren.

Genießen!

Ernährung: Kalorien 311, Fett 6, Ballaststoffe 8, Kohlenhydrate 12, Protein 7

Air Fryer Gemüse Rezepte

Spinatauflauf

Zubereitungszeit: 10 Minuten Garzeit: 15 Minuten Portionen: 4

Zutaten:

- 7 Unzen Mehl
- 2 Esslöffel Butter
- 7ounces Spinat
- 1 Esslöffel Olivenöl
- 2 Eier
- 2 Esslöffel Milch
- 3 Unzen Hüttenkäse
- Salz und schwarzer Pfeffer nach Geschmack
- 1 gelbe Zwiebel, gehackt

Richtungen:

1. Mehl in der Küchenmaschine mit Butter, 1 Ei, Milch, Salz und Pfeffer mischen, gut mischen, in eine Schüssel geben, kneten, abdecken und 10 Minuten ruhen lassen.

2. Eine Pfanne mit dem Öl bei mittlerer Hitze erhitzen, Zwiebel und Spinat hinzufügen, umrühren und 2 Minuten kochen lassen.

3. Salz, Pfeffer, das restliche Ei und Hüttenkäse hinzufügen, gut umrühren und die Hitze abnehmen.

4. Teilen Sie den Teig in 4 Stücke, rollen Sie jedes Stück, legen Sie ihn auf den Boden einer Auflaufform, geben Sie Spinatfüllung über den Teig, legen Sie die Auflaufförmchen in den Korb Ihrer Luftfritteuse und kochen Sie sie 15 Minuten lang bei 360 Grad Fahrenheit.

5. Warm servieren,

Genießen!

Ernährung: Kalorien 250, Fett 12, Ballaststoffe 2, Kohlenhydrate 23, Protein 12

Balsamico-Artischocken

Zubereitungszeit: 10 Minuten Garzeit: 7 Minuten Portionen: 4

Zutaten:

- 4 große Artischocken, getrimmt
- Salz und schwarzer Pfeffer nach Geschmack
- 2 Esslöffel Zitronensaft
- ¼ Tasse natives Olivenöl extra
- 2 Teelöffel Balsamico-Essig
- 1 Teelöffel Oregano, getrocknet
- 2 gehackte Knoblauchzehen

Richtungen:

1. Würzen Sie Artischocken mit Salz und Pfeffer, reiben Sie sie mit der Hälfte des Öls und der Hälfte des Zitronensafts ein, legen Sie sie in Ihre Luftfritteuse und kochen Sie sie 7 Minuten lang bei 360 Grad Fahrenheit.
2. In einer Schüssel den Rest des Zitronensafts mit Essig, dem restlichen Öl, Salz, Pfeffer, Knoblauch und Oregano mischen und gut umrühren.
3. Artischocken auf einer Platte anrichten, die Balsamico-Vinaigrette darüber träufeln und servieren.

Genießen!

Ernährung: Kalorien 200, Fett 3, Ballaststoffe 6, Kohlenhydrate 12, Protein 4

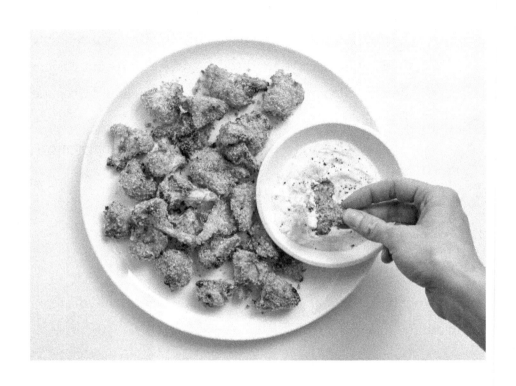

Cheesy Artischocken

Zubereitungszeit: 10 Minuten Garzeit: 6 Minuten Portionen: 6

Zutaten:

- 14 Unzen Artischockenherzen in Dosen
- 8 Unzen Frischkäse
- 16 Unzen Parmesan, gerieben
- 10 Unzen Spinat
- ½ Tasse Hühnerbrühe
- 8 Unzen Mozzarella, zerkleinert
- ½ Tasse saure Sahne
- 3 gehackte Knoblauchzehen
- ½ Tasse Mayonnaise
- 1 Teelöffel Zwiebelpulver

Richtungen:

1. Mischen Sie in einer Pfanne, die zu Ihrer Luftfritteuse passt, Artischocken mit Brühe, Knoblauch, Spinat, Frischkäse, Sauerrahm, Zwiebelpulver und Mayo, werfen Sie sie in Ihre Luftfritteuse und kochen Sie sie 6 Minuten lang bei 350 Grad Fahrenheit.
2. Mozzarella und Parmesan hinzufügen, gut umrühren und servieren.

Genießen!

Ernährung: Kalorien 261, Fett 12, Ballaststoffe 2, Kohlenhydrate 12, Protein 15

Artischocken und Spezialsauce

Zubereitungszeit: 10 Minuten Garzeit: 6 Minuten Portionen: 2

Zutaten:

- 2 Artischocken, getrimmt
- Ein Spritzer Olivenöl
- 2 gehackte Knoblauchzehen
- 1 Esslöffel Zitronensaft

Für die Soße:

- ¼ Tasse Kokosöl
- ¼ Tasse natives Olivenöl extra
- 3 Sardellenfilets
- 3 Knoblauchzehen

Richtungen:

1. In einer Schüssel Artischocken mit Öl, 2 Knoblauchzehen und Zitronensaft mischen, gut umrühren, in die Luftfritteuse geben, 6 Minuten bei 350 Grad Celsius kochen und auf Teller verteilen.

2. Mischen Sie in Ihrer Küchenmaschine Kokosöl mit Sardellen, 3 Knoblauchzehen und Olivenöl, mischen Sie es sehr gut, beträufeln Sie es mit Artischocken und servieren Sie es.

Genießen!

Ernährung: Kalorien 261, Fett 4, Ballaststoffe 7, Kohlenhydrate 20, Protein 12

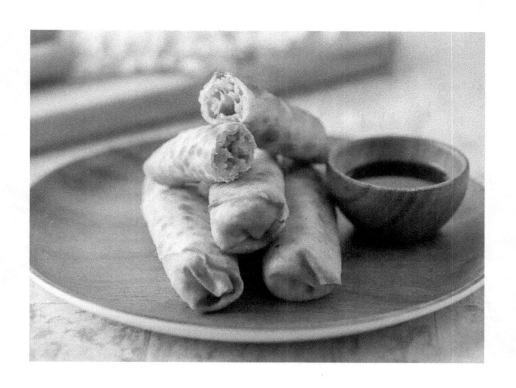

Rübensalat und Petersilie-Dressing

Zubereitungszeit: 10 Minuten Garzeit: 14 Minuten Portionen: 4

Zutaten:

- 4 Rüben
- 2 Esslöffel Balsamico-Essig
- Ein Haufen Petersilie, gehackt
- Salz und schwarzer Pfeffer nach Geschmack
- 1 Esslöffel natives Olivenöl extra
- 1 Knoblauchzehe, gehackt
- 2 Esslöffel Kapern

Richtungen:

1. Legen Sie die Rüben in Ihre Luftfritteuse und kochen Sie sie 14 Minuten lang bei 360 Grad Fahrenheit.

2. In einer Schüssel Petersilie mit Knoblauch, Salz, Pfeffer, Olivenöl und Kapern mischen und gut umrühren.

3. Die Rüben auf ein Schneidebrett geben, abkühlen lassen, schälen, in Scheiben schneiden und in eine Salatschüssel geben.

4. Fügen Sie Essig hinzu, beträufeln Sie das Petersilie-Dressing und servieren Sie es.

Genießen!

Ernährung: Kalorien 70, Fett 2, Ballaststoffe 1, Kohlenhydrate 6, Protein 4

Rüben-Blauschimmelkäse-Salat

Zubereitungszeit: 10 Minuten Garzeit: 14 Minuten Portionen: 6

Zutaten:

- 6 Rüben, geschält und geviertelt
- Salz und schwarzer Pfeffer nach Geschmack
- ¼ Tasse Blauschimmelkäse, zerbröckelt
- 1 Esslöffel Olivenöl

Richtungen:

1. Legen Sie die Rüben in Ihre Luftfritteuse, kochen Sie sie 14 Minuten lang bei 350 Grad Fahrenheit und geben Sie sie in eine Schüssel.
2. Blauschimmelkäse, Salz, Pfeffer und Öl hinzufügen, werfen und servieren.

Genießen!

Ernährung: Kalorien 100, Fett 4, Ballaststoffe 4, Kohlenhydrate 10, Protein 5

Rüben- und Rucola-Salat

Zubereitungszeit: 10 Minuten Garzeit: 10 Minuten Portionen: 4

Zutaten:

- 1 und ½ Pfund Rüben, geschält und geviertelt
- Ein Spritzer Olivenöl
- 2 Teelöffel Orangenschale, gerieben
- 2 Esslöffel Apfelessig
- ½ Tasse Orangensaft
- 2 Esslöffel brauner Zucker
- 2 Frühlingszwiebeln, gehackt
- 2 Teelöffel Senf
- 2 Tassen Rucola

Richtungen:

1. Reiben Sie die Rüben mit Öl und Orangensaft ein, legen Sie sie in Ihre Luftfritteuse und kochen Sie sie 10 Minuten lang bei 350 Grad Fahrenheit.
2. Rübenviertel in eine Schüssel geben, Frühlingszwiebeln, Rucola und Orangenschale hinzufügen und werfen.
3. In einer separaten Schüssel Zucker mit Senf und Essig mischen, gut verquirlen, zum Salat geben, werfen und servieren.

Genießen!

Ernährung: Kalorien 121, Fett 2, Faser 3, Kohlenhydrate 11, Protein 4

Rüben-, Tomaten- und Ziegenkäsemischung

Zubereitungszeit: 30 Minuten Garzeit: 14 Minuten Portionen: 8

Zutaten:

- 8 kleine Rüben, geschnitten, geschält und halbiert
- 1 rote Zwiebel, in Scheiben geschnitten
- 4 Unzen Ziegenkäse, zerbröckelt
- 1 Esslöffel Balsamico-Essig
- Salz und schwarzer Pfeffer nach Geschmack
- 2 Esslöffel Zucker
- 1 Pint gemischte Kirschtomaten, halbiert
- 2 Unzen Pekannüsse
- 2 Esslöffel Olivenöl

Richtungen:

1. Legen Sie die Rüben in Ihre Luftfritteuse, würzen Sie sie mit Salz und Pfeffer, kochen Sie sie 14 Minuten lang bei 350 Grad Fahrenheit und geben Sie sie in eine Salatschüssel.
2. Fügen Sie Zwiebel, Kirschtomaten und Pekannüsse hinzu und werfen Sie.
3. In einer anderen Schüssel Essig mit Zucker und Öl mischen, gut verquirlen, bis sich der Zucker aufgelöst hat, und zum Salat geben.
4. Fügen Sie auch Ziegenkäse hinzu, werfen Sie und dienen Sie.

Genießen!

Ernährung: Kalorien 124, Fett 7, Ballaststoffe 5, Kohlenhydrate 12, Protein 6

Brokkolisalat

Zubereitungszeit: 10 Minuten Garzeit: 8 Minuten Portionen: 4

Zutaten:

- 1 Brokkolikopf, Blütchen getrennt
- 1 Esslöffel Erdnussöl
- 6 gehackte Knoblauchzehen
- 1 Esslöffel chinesischer Reisweinessig
- Salz und schwarzer Pfeffer nach Geschmack

Richtungen:

1. Mischen Sie in einer Schüssel Brokkoli mit Salz, Pfeffer und der Hälfte des Öls, werfen Sie es, geben Sie es in Ihre Luftfritteuse und kochen Sie es 8 Minuten lang bei 350 Grad Fahrenheit, wobei Sie die Fritteuse halb schütteln.
2. Brokkoli in eine Salatschüssel geben, den Rest des Erdnussöls, des Knoblauchs und des Reisessigs hinzufügen, gut umrühren und servieren.

Genießen!

Ernährung: Kalorien 121, Fett 3, Ballaststoffe 4, Kohlenhydrate 4, Protein 4

Ernährung: Kalorien 121, Fett 4, Ballaststoffe 4, Kohlenhydrate 11, Protein 4

Fazit

Luftbraten ist heutzutage eine der beliebtesten Kochmethoden und Luftfritteusen sind zu einem der erstaunlichsten Werkzeuge in der Küche geworden.

Luftfritteusen helfen Ihnen, in kürzester Zeit gesunde und köstliche Mahlzeiten zuzubereiten! Sie müssen kein Experte in der Küche sein, um spezielle Gerichte für Sie und Ihre Lieben zuzubereiten!

Sie müssen nur eine Luftfritteuse und dieses großartige Luftfritteuse-Kochbuch besitzen!

Sie werden bald die besten Gerichte aller Zeiten zubereiten und alle um Sie herum mit Ihren hausgemachten Mahlzeiten beeindrucken!

Vertrauen Sie uns einfach! Holen Sie sich eine Luftfritteuse und diese nützliche Sammlung von Luftfritteusenrezepten und beginnen Sie Ihr neues Kocherlebnis!

Habe Spaß!

CPSIA information can be obtained
at www.ICGtesting.com
Printed in the USA
BVHW080954030321
601496BV00004B/761